Legrand.

CHOLÉRA-MORBUS.

HISTOIRE
DU MALADE
DE LA
Rue des Lombards,

PAR A. LEGRAND,
DOCTEUR-MÉDECIN,
MEMBRE DE LA COMMISSION CENTRALE
DE SALUBRITÉ, ETC.

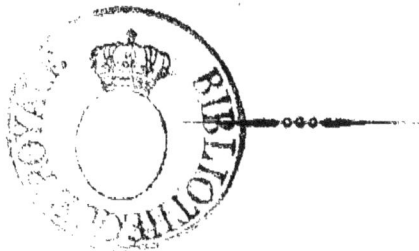

Paris,
IMPRIMERIE DE LACHEVARDIÈRE,
RUE DU COLOMBIER, N° 30.
1832.

HISTOIRE
DU MALADE
DE LA

RUE DES LOMBARDS.

Quoique je n'aie vu ce portier, dont la maladie vient de causer une si grande émotion dans Paris, que le sixième jour de l'invasion au matin, j'ai été si bien placé pour recueillir à son sujet tous les renseignemens, que je me laisse facilement aller au désir d'en publier l'histoire. En effet, faisant partie de la commission (1) à laquelle la commission centrale de salubrité avait confié le soin de faire une enquête sur cet important objet, et ayant eu l'honneur d'être nommé rapporteur, j'ai dû me mettre en relation avec tous les médecins et même avec les personnes étrangères à la médecine qui ont soigné ou approché ce malade, et je me suis ainsi trouvé aussi exactement informé que possible de toutes les circonstances de sa maladie. C'est donc avec ces matériaux seuls que je

(1) Cette commission était composée de MM. E. Pariset, Adelon, A. Petit, L. Delamorlière et A. Legrand.

rédigerai l'observation qui va suivre; mais je dois dire que je ne rapporterai que les faits et m'abstiendrai soigneusement de toutes réflexions, à l'exception toutefois de celles qui pourront éclaircir ces faits; je tairai même les opinions émises par plusieurs médecins sur la nature de cette maladie et laisserai le soin de lui donner un nom à la sagacité du lecteur, qui peut compter sur l'exactitude de mon récit.

Veillot (Henri) avait une forte et bonne constitution et un tempérament qui paraissait être sanguin; ses habitudes de vie étaient douces, et il était connu pour ne faire jamais aucun excès : il est mort dans sa quarante et unième année. Il n'habitait Paris que depuis sept mois, et il y avait habituellement joui d'une bonne santé. Cependant depuis six semaines il se plaignait d'un léger catarrhe pulmonaire, persistant à peine au moment de l'invasion de la maladie qui devait avoir pour lui une si fâcheuse issue. Le 1ᵉʳ février 1852, en opérant son déménagement pour venir demeurer chez MM. Aubé (1), il fatigua beaucoup, et continua de se livrer ensuite à un travail plus pénible que précédemment. Le 6 février il fut pris de tranchées suivies de selles liquides et abondantes; ce dévoiement, qui ne l'arrêta pas dans son travail, fut calmé le 7. La cause de ce dérangement n'a pas été bien retrouvée : cependant la veille ou

(1) Marchands droguistes, rue des Lombards, n° 8.

l'avant-veille, s'étant beaucoup échauffé, il avait
laissé refroidir sur lui sa chemise mouillée de sueur.
Dans la journée du 7, il lava les escaliers de la mai-
son, et eut ainsi tout le temps les extrémités froides
et mouillées. Il ne s'en coucha pas moins bien portant le soir à onze heures, après avoir soupé lége-
rement.

Il dormait depuis quatre heures d'un sommeil
paisible, lorsque, le 8 février à trois heures du matin, il fut tout-à-coup réveillé par des tranchées
suivies de garderobes réitérées; à six heures, des
vomissemens accompagnèrent les garderobes. Les
matières de ces premiers vomissemens, pas plus
que celles des premières garderobes, n'ont malheureusement point été conservées. La femme Veillot, qui a donné à son mari les soins les plus assidus,
a déclaré à M. le docteur Lebreton, que les premières
garderobes ne furent composées que de matières
fécales, puis d'un liquide qu'elle a comparé à du
petit-lait; c'est aussi à du petit-lait qu'elle a comparé les matières des vomissemens. En choisissant
ce terme, cette femme a, sans nulle espèce de doute,
entendu parler du petit-lait qu'on obtient à la cam-
pagne en faisant égoutter le fromage blanc; et
elle n'a pas songé au petit-lait clarifié de MM. les
pharmaciens. S'il pouvait rester l'ombre de doute
à ce sujet, il serait dissipé par un autre terme de
comparaison qu'elle a employé à l'égard de M. le
docteur Pichard; parlant à ce médecin, elle a
comparé les matières des selles et des vomisse-

mens à de l'eau de riz, liquide blanchâtre, qui a la
plus grande analogie avec le sérum du lait. On a
encore objecté que Veillot se rendait aux lieux
pour faire ses premières garderobes; ce fut vrai
pour les premiers momens, mais il ne tarda point
à être dans l'impossibilité de le faire. A sept heures,
un froid glacial s'empara progressivement de tout
le corps, qui fut bientôt recouvert d'une sueur
froide et visqueuse.

Plusieurs médecins furent appelés; ils virent
Veillot successivement, M. Pichard et M. Lebreton presque au même moment, à dix heures du
matin, puis M. Cordier à onze heures, et ensuite
M. Hureau à une heure. D'autres médecins furent
encore mandés, et parmi ces derniers nous de-
vons citer M. Coster, qui vit le malade à quatre
heures de relevée. Ces cinq médecins se sont parfaitement accordés pour tracer chacun de leur côté
le tableau le plus effrayant de l'état de Veillot, que
nous allons essayer d'esquisser avec leurs descrip-
tions sous les yeux.

L'aspect général du malade est celui du cadavre d'un homme qui a été asphyxié par l'immersion dans l'eau; cette comparaison est de la plus
grande fidélité, quand le malade est un peu tran-
quille; en effet si on pose la main sur une partie
quelconque de son corps, on reçoit l'impression
d'un froid cadavérique, humide; c'est comme si
l'on touchait un morceau de viande de boucherie;
tout le corps est également froid et recouvert

d'une sueur glacée, visqueuse. La vue de la figure et celle des extrémités répond à ce premier aspect ; la face est contractée, d'un rouge sombre, couleur lie de vin, la peau des doigts et celle des orteils est ridée, une teinte bleuâtre est répandue sur la face, légèrement sur les bras et sur la surface du corps, mais très prononcée aux mains et aux pieds, au nez et sur le pourtour des lèvres, ces parties sont violettes. Les ongles des mains et des pieds sont bleus aussi, surtout vers leur enchâssement dans les chairs. Ce froid de la mort ne se borne point à la périphérie du corps, puisque la langue est froide et l'haleine aussi. L'état de la langue a beaucoup frappé M. Coster, non pas seulement à cause de sa froideur, mais parce qu'elle était très humide, flasque et d'un bleu pâle, non seulement à sa surface, mais encore sur ses bords. Comme à cet aspect de cadavre d'un asphyxié par l'eau, se joignait l'imperceptibilité des battemens artériels aux poignets, aux aines et aux tempes, Veillot aurait pu passer pour mort, si on n'avait pas jeté les yeux sur sa figure, qui conservait encore une certaine expression, et sur ses yeux, qui avaient encore un certain éclat : mais quelle triste expression, quel lugubre éclat !

En effet, la physionomie exprime une angoisse profonde ; les yeux enfoncés dans l'orbite, entourés d'un cercle brun, sont, dans les momens de calme, recouverts en partie par les paupières ; dans ceux de plus grande anxiété, ils s'ouvrent très

grands et offrent un éclat vitreux. La bouche ne
laisse échapper que des sons voilés, que des pa-
roles faibles, à peine articulées, chuchotantes et
contenant presque toujours l'expression du plus
grand abattement moral et d'un fâcheux désespoir.

M. Brière de Boismont n'a pas reconnu chez
Veillot cet aspect de la face qu'il a observé en Po-
logne, et qui est pour lui si caractéristique ; mais
malheureusement il n'a vu le malade que dix - huit
heures après l'invasion de la maladie, et surtout que
huit heures après le commencement d'une réaction qui était déjà assez bien prononcée à l'heure
de sa visite ; il a retrouvé un grand nombre des
autres symptômes qui persistaient encore. Quant
au moral, il paraît n'avoir jamais été relevé ; je
n'ai vu le malade que le 13 au matin, dans les
premiers momens de la convalescence de sa première maladie, et alors que la seconde, à laquelle
il a sans doute succombé, n'avait encore fait que
de très faibles progrès : hé bien ! ces mêmes pa-
roles de désespoir qu'il exprimait aux premiers
observateurs, il me les répéta ; il ne sut que me
dire et à plusieurs reprises, qu'il était bien malade, qu'il ne guérirait pas ; et cela, malgré les
assurances que je lui donnai qu'il allait bien, qu'il
guérirait.

A cet aspect général, se joignaient d'autres symptômes, qu'il importe d'énumérer. Il existait un
trouble profond dans la circulation, puisqu'au mo-

ment où l'observa M. Coster, trois heures environ
après le commencement d'une faible réaction , il
ne réussit qu'avec peine à trouver le pouls aux
artères radiales , et c'était encore plutôt un mou-
vement filiforme qu'un battement, qui, avec une
montre à secondes, parut donner de 140 à 145 im-
pulsions par minute. Il écouta très attentivement
le cœur ; au lieu de battemens forts, précipités ,
il n'entendit qu'une espèce d'ondulation lente ,
molle et intermittente. Cet état extraordinaire de la
circulation, toujours au dire du même médecin, a
peu varié pendant les trente-six premières heures
de la maladie. La respiration était fréquente
(64 inspirations par minute), irrégulière. Le malade éprouvait des crampes excessivement douloureuses dans les jambes, et il faut faire observer
qu'il n'avait jamais éprouvé rien de semblable. Au
dire de M. Coster, qui, je me plais à le déclarer,
s'est montré dans la note qu'il a bien voulu m'envoyer
pour faire mon rapport, excellent observateur,
ces crampes étaient *atroces* dans le moment où elles
avaient leur siége dans les muscles des jambes;
ayant diminué peu à peu vers les extrémités ,
elles se firent sentir plus tard vers la région lombaire , puis vers la région dorsale , ce qui rendit la
respiration anxieuse. Les muscles abdominaux
étaient fortement contractés, la pression ne dé-
terminait cependant pas de douleur sur aucune
partie de cette région. A l'heure où M. Lebreton vit
le malade pour la première fois , les vomissemens

1.

étaient suspendus momentanément, mais les garderobes continuaient et étaient fréquentes ; elles se
composaient d'un liquide visqueux, blanchâtre.
M. Coster observa plus tard la matière des vomissemens qui avaient reparu et qui se répétèrent sou-
vent en sa présence; il a toujours vu des matières
aqueuses, muqueuses et sans apparence de bile. —
Les urines étaient supprimées depuis le moment
de l'invasion.

Au milieu de ce désordre effrayant de toutes les
fonctions, le malade n'éprouvait aucun mal de
tête et jouissait de la plénitude de ses facultés in-
tellectuelles.

M. Lebreton, sitôt arrivé près de Veillot, lui pres-
crivit une potion avec les eaux distillées de menthe,
de mélisse et de fleurs d'oranger ; il fit appliquer des
sinapismes aux extrémités inférieures et pratiquer
sur toute la surface du corps des frictions réitérées
avec l'huile essentielle de menthe : en outre, on
entoura le malade dans une couverture de laine
neuve et bien chauffée. Sous l'influence des frictions, l'intensité du froid augmenta et les crampes
furent plus douloureuses.

L'emploi de ces moyens fut soutenu pendant trois
heures, et vers une heure de relevée il commença
à s'opérer une légère réaction; le froid fut moins
considérable, le pouls devint perceptible, mais seulement au bras droit et tellement fréquent, qu'il
ne fut pas encore possible d'en compter les pulsations. Vers deux heures, ce mieux était plus

marqué ; le malade se plaignit alors d'une douleur vive dans le côté gauche, et la gêne de la respiration augmenta. Ces nouveaux accidens déter-
minèrent M. le médecin traitant à pratiquer une
saignée du bras. La veine largement ouverte donna
issue à un sang épais, qui ne s'échappa qu'en ba-
vant. Quelques manœuvres qu'on mît en usage,
on n'en put obtenir que six à huit onces. Huit heures après avoir été tiré, le sang pris en masse ne
présenta qu'un caillot sans sérum. La saignée fit
disparaître le point de côté, mais l'état de la circulation n'en fut point amélioré, et le pouls, toujours insensible au bras gauche, resta aussi fréquent
et aussi petit.

A quatre heures de relevée le mieux n'était pas
beaucoup plus prononcé, cependant ce fut alors que
M. Coster put compter les battemens du pouls. On
fit pratiquer des frictions sur le ventre avec douze
gouttes d'huile de croton tiglium ; on enveloppa de
nouveau le malade dans sa couverture de laine après
avoir entouré les extrémités inférieures de cataplas-
mes de farine de lin très chauds et saupoudrés de farine de moutarde. A neuf heures du soir, moment de
la visite de M. le docteur Brière de Boismont, le
pouls était devenu plus sensible, la chaleur conti-
nuait d'augmenter, et il s'y joignait un peu de moi-
teur ; l'anxiété était bien diminuée. La soif, qui avait
toujours été intense, ne l'est pas moins ; il est sur-
venu de nouveaux vomissemens d'un liquide aqueux,
au milieu duquel nagent quelques mucosités blan-

châtres. La région épigastrique est toujours insensible à la pression, la langue dans le même état. —
   Potion ainsi composée :

℞ Eau distillée de tilleul. . . . . . ℥ ij.
   — de menthe,
   — de mélisse,
   — de fleurs d'oranger, de chaque, ℥ ſs.
   Éther sulfurique,
   Laudanum, de chaque. . . . . . ℥ j.
   Sirop simple. . . . . ℈ j.

On place dans le voisinage des extrémités inférieures, et de chaque côté du corps, des bouteilles de gré remplies d'eau chaude.

9 février, deuxième jour de la maladie, huit heures du matin. — La nuit a été très agitée sans sommeil et avec des vomissemens presque toutes les heures ; cependant le malade est assez calme, son faciès est moins altéré. La chaleur s'est maintenue ; les mains et les bras, mais à un moindre degré, sont froids et livides, le malade les a eus toute la nuit hors du lit. La respiration est beaucoup plus libre, beaucoup moins fréquente ; le pouls est toujours filiforme, mais on compte facilement 140 pulsations par minute. Il n'y a point eu de nouvelles garderobes depuis la veille ; le malade n'a point encore uriné depuis le 7, onze heures du soir, moment où il s'est couché bien portant. La tête est pesante, la langue flasque, humide, blanche, moins froide ; la soif est toujours intense, mais l'estomac ne peut garder aucune boisson. —

Potion anti-vomitive de Rivierre, avec addition
d'un grain d'opium. — *Dix heures du soir.* Le malade a été assez calme pendant le courant de cette
journée, il a rendu une cuillerée d'urine rougeâtre.
La chaleur se soutient, mais la circulation ne re-
prend pas d'énergie. Les vomissemens persistent.

Nouvelle friction avec l'huile de croton tiglium ;
continuation de la potion de Rivierre.

10 *février, troisième jour de la maladie, huit*
heures et demie du matin. — Il y aurait eu du sommeil s'il n'avait point été sans cesse empêché par
des vomissemens très fatigans pour le malade,
qui est encore fort agité ce matin. Le pouls reste
filiforme, les mains seules sont froides, du reste la
chaleur est normale. La tête est toujours lourde, la
langue, moins flasque et moins aplatie, est un peu
rouge sur ses bords ; la soif persiste aussi intense,
et le malade ne supporte toujours pas la boisson.
Il n'y a pas eu de nouvelles selles, ni de nouvelle
secrétion d'urine. Les crampes, qui depuis le commencement de la réaction avait toujours été en décroissant, sont tout-à-fait dissipées ; il existe un peu
d'engourdissement et de sensibilité dans les extrémités inférieures. — Un bain, eau de Seltz, coupée
avec de l'eau. — *Dix heures du soir.* Le malade n'a
pu supporter son bain qu'à une température très
douce ; il s'y est cependant trouvé bien, et y a sé-
journé une demi-heure. Après le bain, il a goûté
un peu de sommeil. — Lavement émollient, avec
douze gouttes de laudanum.

11 février, quatrième jour de la maladie, neuf heures du matin. — Il y a eu dans la nuit d'abord deux heures de sommeil, puis assoupissement sans cesse interrompu par des envies de vomir. Le faciès est tout-à-fait naturel, la chaleur normale, le pouls, encore faible à gauche, ne donne plus que 90 pulsations par minute. La respiration s'opère convenablement, la langue ne présente plus rien de remarquable. Les vomissemens continuent, mais sont plus rares, les matières vomies sont d'un gris verdâtre. Le lavement a procuré une garde-robe de même nature et l'expulsion de deux lombrics assez volumineux. — Un second bain, continuation de l'eau de Seltz.

12 février, cinquième jour de la maladie, neuf heures du matin. — Le malade s'est parfaitement bien trouvé dans son bain, et la nuit a été assez bonne. Les envies de vomir, qui avaient succédé aux vomissemens, sont maintenant remplacés par un hoquet fatigant, qu'on calme, mais seulement pour quelques instans, avec quelques gouttes d'éther sur du sucre. La veille, il y avait eu un peu de point de côté à gauche ; cette douleur est aujourd'hui à droite et plus prononcée. Cependant la percussion et l'auscultation paraissent n'avoir rien appris à M. Lebreton, qui trouve son malade dans un état si satisfaisant, qu'il lui promet pour le lendemain du bouillon de poulet, et lui prescrit un troisième bain. Après ce bain le point de côté augmenta, et le soir, M. Lebreton trouva un peu de matité à droite, ce qui le détermina à faire appliquer de suite vingt sangsues sur le côté douloureux.

J'ai vu le malade le 13 février à dix heures du matin; il était dans son sixième jour. La nuit avait été fort mauvaise, le malade ayant été fort agité et très tourmenté par son hoquet. Cette agitation existait encore au moment de ma visite, et elle était d'autant plus remarquable que l'examen du malade ne la justifiait pas, encore moins le désespoir qui l'accompagnait, et dont j'ai parlé plus haut; en effet, le faciès, la langue, la parole, la chaleur étaient naturelles, j'en dirai autant du pouls; cependant j'ai cru y remarquer un peu d'irrégularité; les mains, quoique le malade les tînt sans cesse hors du lit, n'étaient point extrêmement froides; enfin la respiration paraissait s'opérer assez librement. Un peu plus tard les symptômes de pleuro - pneumonie furent plus marqués que la veille et à la matité du son se joignit bientôt un peu de râle crépitant. Aux progrès de cette nouvelle maladie, on opposa dans le courant de cette journée deux saignées et une seconde application de sangsues au même lieu que les premières. Cette médication n'empêcha point le malade de succomber le soir à onze heures et demie.

Ouverture du cadavre, vingt-cinq heures après la mort.

Cette ouverture a été faite par M. Aubé, élève

en médecine , en présence de MM. E. Pariset ,
A. Petit, L. Delamorlière, A. Legrand, commis-
saires délégués par la commission centrale de salubrité; MM. Villermé, Labarraque, Lecanu, Cheval-
lier, membres de la commission centrale, et MM. les
docteurs Dalmas, Londe, Alphonse Sanson, Coster,
Labat, Piorry, Lebreton, Hureau, Cordier, Lahour-
cey, Leuret.

Aspect général du cadavre. — Raideur cadavérique très marquée, peu d'amaigrissement. Les
parties postérieures du tronc et des membres offrent de grandes taches lie de vin. — Les ongles des
mains, dont les doigts sont contractés, sont fortement et profondément colorés en bleu. — Les yeux
sont entr'ouverts et entourés d'un cercle bleuâtre;
le contour de la bouche offre la même coloration.

On remarque autour des lèvres, et épanché sur
les draps qu'il salit, un liquide verdâtre, épais,
homogène, assez semblable à de la matière stercо-
rale liquide, fortement mêlée de bile.

Les personnes qui ont vu le malade à l'époque
de l'invasion de sa première maladie s'accordent
à dire qu'il avait alors un aspect plus cadavérique.

Canal rachidien. — Pour faire saillir la colonne
vertébrale, on pose la poitrine et l'abdomen sur un
billot; la pression qui en résulte et la position fa-
vorable du cadavre occasionent l'écoulement d'une
assez grande quantité d'urine qui n'a point été re-
cueillie.

Les chairs incisées sont d'un rouge livide et ne

paraissent nullement imprégnées de sang. Mais
lorsque la gouge, en attaquant les vertèbres, lèse les
nombreux vaisseaux qui rampent le long de la colonne vertébrale, en dehors de la dure-mère et
dans le tissu extra-méningien, le sang s'en écoule
avec d'autant plus d'abondance qu'on descend da-
vantage vers la région lombaire.

Les médecins présens font observer que cette
congestion n'a rien d'extraordinaire chez un sujet
robuste, et qui n'a point été affaibli par de nom-
breuses évacuations sanguines; ils l'expliquent encore par la position du malade, qui depuis sa mort
était sur le dos, et avait la tête un peu relevée. M.
Labat, secrétaire de la commission sanitaire du
quartier du faubourg Saint-Germain, qui a été long-
tems prosecteur d'anatomie, et a fait en cette qua-
lité grand nombre d'ouvertures d'individus morts
de causes diverses, et qui, en Arabie, a ouvert
des cadavres de soldats qui avaient succombé
par des maladies semblables à celles de Veillot,
M. Labat, dis-je, affirme qu'on ne rencontre que
chez ces derniers une congestion si prononcée des
vaisseaux vertébraux, congestion qui est toujours
de moins en moins marquée au fur et à mesure
qu'on remonte vers la région cervicale : c'est bien ce
qui a lieu chez le sujet de l'autopsie actuelle. M. Labat fait encore observer, que le sang qui s'écoule
des vaisseaux lésés est très liquide, très noir, sans
mélange de caillots.

Au moment où l'on ouvre le canal rachidien vers

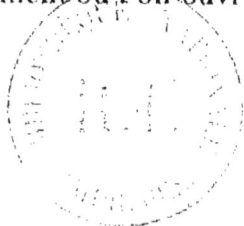

la région cervicale, il s'écoule une très petite quantité de sérosité, provenant d'une lésion faite à la
dure-mère. La moelle épinière entourée encore
de ses membranes, et encore dans le canal rachidien, a du reste l'aspect ordinaire. Avant de l'en-
lever, on procède à l'ouverture du crâne.

Crâne. — La partie supérieure de cette boîte os-
seuse enlevée, la face supérieure du cerveau mise
à nu offre l'aspect ordinaire. Plus tard, il faut faire
la même observation au sujet de la face extérieure
de la base du crâne.

La dure-mère fendue et renversée, sa face interne offre une teinte opaline, qui est extrêmement
marquée à la base du crâne; son prolongement,
qui entoure la moelle, n'a rien de remarquable.

Les circonvolutions du cerveau découvertes sont
lisses, peu humides; elles paraissent un peu effa-
cées. La consistance du cerveau est parfaitement
normale; on trouve peut-être un peu de coloration
à sa base.

Le sinus longitudinal renferme peu de sang.

Les sinus transversaux sont entièrement vides.

Les ventricules sont sains, on n'y trouve qu'une
très petite quantité de sérosité.

Le cervelet, ainsi que la protubérance, paraissent
un peu fermes; du reste, ils sont dans l'état normal, ainsi que la moelle alongée.

C'est alors qu'on incise la dure-mère dans toute
la longueur de son prolongement qui entoure la
moelle épinière. Sa surface interne est légèrement

injectée, et cette injection est d'autant plus prononcée qu'on descend vers la région lombaire.
C'est le contraire qui devrait exister, puisque, d'a-
près les admirables recherches de M. le docteur
Breschet sur le système veineux, c'est dans la région cervicale que se recontre le plus grand nombre d'anastomoses veineuses. Les veines qui rampent à la surface de la moelle épinière, à partir du
milieu du dos, sont gorgées de sang, et d'autant
plus aussi qu'on descend vers le sacrum. La moelle
épinière est fendue avec soin dans toute sa longueur,
sa substance grise paraît être un peu plus foncée
que dans l'état normal.

Poitrine. — Côté droit, antérieurement et posté-
rieurement légères adhérences du poumon avec la
plèvre ; elles sont plus prononcées en arrière.
-- Légères fausses membranes qui font un peu
adhérer les lobes du poumon entre eux. A ces
points de contact, traces superficielles de sup-
puration. — Adhérences tenaces, anciennes, de
la plèvre avec le diaphragme. — Epanchement
d'un liquide purulent évalué à deux ou trois onces.
— Le poumon est sain, cependant le lobe inférieur
est plus dense et fortement gorgé de sang. —
Du côté gauche, rien de remarquable, sinon que
le lobe inférieur est encore plus gorgé de sang qu'à
droite.

Cœur. — Le péricarde renferme très peu de sérosité et un peu d'air ; cette membrane est remarquablement sèche. Sur la surface antérieure du ven-

tricule droit, tache opaline de la grandeur d'une pièce de trente sous, c'est une lésion ancienne. Le cœur est notablement flasque. On trouve son tissu un peu plus mou et peut-être plus décoloré qu'il ne devrait être. Les ventricules contiennent du sang noir mal coagulé.

Au sujet de cette coloration du tissu du cœur, M. le docteur A. Petit a fait observer qu'elle avait, ainsi du reste que l'aspect de toute la fibre musculaire, un caractère particulier malheureusement indéfinissable, quoiqu'elle ne puisse plus être méconnue si on la retrouve chez d'autres cadavres.

L'aorte est saine; cependant elle offre dans sa partie ascendante une coloration très prononcée en rouge.

Le sang qui s'écoule des veines ouvertes est peu coagulé et coule avec grande facilité.

Abdomen. Les intestins sont légèrement distendus par des gaz. M. Delmas, avant qu'on procède à l'examen des organes de la digestion, parcourt avec soin toutes les circonvolutions des intestins pour s'assurer qu'il n'existe aucune hernie, aucun étranglement, aucune invagination; il trouve derrière l'arcade crurale gauche une adhérence ancienne du colon, qui n'entoure point cette portion d'intestins.

Estomac. — L'aspect extérieur est normal. L'œsophage et le cardia sont sains, mais deux pouces environ au-dessous du cardia et dans une étendue qui comprend presque la totalité du bas-fond de

l'estomac, et une bonne partie de sa paroi supérieure, coloration prononcée. Cette coloration,
presque noire en un point situé vers le bas-fond de
l'estomac, s'étend en s'irradiant de tous côtés, et
en passant successivement du rouge brun foncé, au
rouge brun, au rouge foncé, et au rougeâtre. Au
premier aspect, cette coloration paraît produite
par un liquide de couleur chocolat épanché sur la
muqueuse gastrique. Mais l'immersion dans l'eau
et le lavage ne détruisent point l'aspect signalé,
quoiqu'ils enlèvent le liquide qui contient évidemment du sang veineux. Alors on reconnaît une injection veineuse très prononcée, qui, s'irradiant dans
tous les sens, va en décroissant au fur et à mesure
qu'elle s'éloigne du grand cul-de-sac, où elle offre
des veines très grosses. Du reste, la muqueuse gastrique, qui dans ses parties les plus déclives paraît
colorée de ce liquide contenu dans l'estomac,
par extravasation ou par inhibition, quoiqu'un peu
plus épaisse au point où la congestion est si prononcée, est saine; c'est-à-dire, qu'elle conserve sa
fermeté et ses adhérences naturelles.

Nous croyons, pour faciliter à ceux qui ne l'ont
pas vue, l'intelligence de cette lésion remarquable,
devoir transcrire ici la description que nous en
avons trouvée dans les notes de M. Dalmas. « Mar-
» brures noirâtres, dépendant de l'injection des
» veines de cette région et de la transsudation du
» sang le long de leur trajet. Infiltration de la mem-
» brane muqueuse, qui est un peu plus épaisse,

» rouge sur sa coupe comme à sa surface ; elle est
» évidemment imprégnée de sang. Les autres por-
» tions de la muqueuse, une fois le liquide enlevé,
» sont pâles et naturelles. »

Intestins. — On trouve des injections veineuses
analogues à celles de l'estomac, mais moins noires,
moins prononcées dans le duodénum, aussi dans le
gros intestin, vers sa terminaison, où ces arborisa-
tions sont plus marquées que dans le duodénum.
On distingue dans l'intestin grêle plusieurs plaques,
une surtout assez étendue, des glandes de Peyer :
elles ne paraissent point anormalement dévelop-
pées.

Le duodénum renferme un liquide auquel est
mêlé beaucoup de bile ; le gros intestin contient
beaucoup de matières fécales liquides, fortement
colorées par de la bile.

Rate. — Elle est remarquablement petite, et couleur lie de vin.

Foie. — Il est très gorgé de sang, du reste sain.
La vésicule biliaire est dans l'état normal ; elle
contient une petite quantité de bile d'un vert très
foncé.

Reins. — Ils sont sains, du volume et de la consistance normales, mais très gorgés de sang.

Vessie. — Elle est vide (nous avons dit com-
ment elle s'était vidée), affaissée, facilement déve-
loppable ; sa muqueuse est d'une grande blan-
cheur ; du reste cet organe est très sain.

On a ouvert l'articulation du genou, on n'y a rien

trouvé de remarquable ; cependant M. Dalmas fait
observer que la synovie offre une viscosité marquée. On a pratiqué plusieurs incisions profondes
dans les chairs du mollet, elles ont fait voir la fibre
musculaire pourainsi dire exsangue et offrant cette
coloration en rouge livide, cette teinte particu-
lière que nous n'avons pas su peindre par un nom
caractéristique.

M. Lecanu, notre collègue à la commission centrale et au conseil de salubrité, connu déjà par des
recherches consciencieuses sur la composition du
sang, a analysé le dernier sang tiré à Veillot. Il a
observé que l'albumine du sérum semblait, en se
coagulant, acquérir peu de consistance, et surtout,
qu'au lieu de répandre l'odeur si connue des œufs
cuits, elle en répandait une très prononcée de colle
aigrie. Il a aussi trouvé de la diminution dans la
proportion d'eau, mais cela s'observe toujours
dans le sang des individus qui ont été atteints de
maladies inflammatoires.

www.ingramcontent.com/pod-product-compliance
Lightning Source LLC
Chambersburg PA
CBHW060539200326
41520CB00017B/5304